AF466646

DE L'UTILITÉ

DES PRÉPARATIONS FERRUGINEUSES EN GÉNÉRAL

ET EN PARTICULIER

DES PILULES DE VALLET

(CARBONATE FERREUX INALTÉRABLE)

PAR

V. A. FAUCONNEAU-DUFRESNE

DOCTEUR EN MÉDECINE DE LA FACULTÉ DE PARIS
MÉDECIN DES ÉPIDÉMIES, DES BUREAUX DE BIENFAISANCE ET DES CRÈCHES
LAURÉAT DE L'ACADÉMIE IMPÉRIALE DE MÉDECINE
ET DE L'INSTITUT DE FRANCE
MEMBRE DE LA SOCIÉTÉ DE MÉDECINE DE PARIS ET D'AUTRES SOCIÉTÉS SAVANTES
CHEVALIER DE L'ORDRE IMPÉRIAL DE LA LÉGION D'HONNEUR

BIBLIOTHÈQUE IMPÉRIALE
IMPR.

PARIS
CHEZ J. B. BAILLIÈRE ET FILS
LIBRAIRES DE L'ACADÉMIE IMPÉRIALE DE MÉDECINE
Rue Hautefeuille, 19

LONDRES
HIPPOLYTE BAILLIÈRE
219, Regent-Street

NEW-YORK
BAILLIÈRE BROTHERS
440, Broadway

MADRID, BAILLY-BAILLIÈRE, 11, CALLE DEL PRINCIPE

1861

DE L'UTILITÉ

DES PRÉPARATIONS FERRUGINEUSES EN GÉNÉRAL

ET EN PARTICULIER

DES PILULES DE VALLET

Le fer, combiné aux globules du sang, constitue l'une de nos parties organiques les plus importantes. Nos aliments contiennent toujours des parcelles de ce métal; s'il en était exclu, dit le célèbre Liebig, la vie organique deviendrait impossible.

Aussi, de tout temps, les préparations ferrugineuses ou martiales ont-elles été employées dans la pratique médicale, pour remédier aux cas dans lesquels un état morbide fait tomber le fer inhérent à notre économie au-dessous de ses proportions nécessaires.

Ces préparations sont placées, dans l'ordre de leur efficacité, à côté des médicaments les plus précieux et les plus actifs; elles sont un de nos moyens dits *héroïques*, et comparables, pour la sûreté de leur action, au quinquina, à l'iode, à l'opium et au mercure. Le professeur Cruveilhier en a fait le meilleur éloge en disant que nous trouvons en elles un médicament *ami de nos organes.*

Si le fer est administré dans l'état de santé, il détermine un sentiment de plénitude ou de pléthore. La tête devient lourde, l'estomac éprouve de la fatigue. Une excitation particulière se fait ressentir à la surface de la peau. Quelquefois on constate un orgasme vénérien assez prononcé, et une légère irritation de la vessie. La menstruation devient plus active.

Les médecins ont mis ces propriétés à contribution, avec les plus grands avantages, contre une foule de maladies, dans celles surtout où se manifeste un état de débilité et où le sang a perdu sa composition normale. Le fer rend alors à ce liquide les éléments qui lui manquent pour influencer régulièrement l'économie.

Les analyses les plus récentes et les plus incontestables établissent que la quantité de fer que l'on trouve dans 1,000 grammes de sang est de 16 centigrammes; or, la masse du sang pouvant être évaluée en moyenne à 15 kilogrammes, ce liquide contiendrait environ 2 grammes et demi de fer.

Comment les préparations martiales, administrées dans la pratique médicale, parviennent-elles à reconstituer le sang?

Il existe à cet égard deux opinions bien tranchées :

Les uns veulent que le fer, absorbé, passe dans le sang, y soit précipité à l'état d'oxyde, et lui rende immédiatement ses principes réparateurs.

Suivant les autres, ce médicament n'aurait qu'une action tonique, en vertu de laquelle les fonctions digestives et nerveuses reprendraient leur énergie naturelle; ce serait par l'intermédiaire de cette action que s'opérerait la reconstitution du sang. Ceux qui soutiennent cette opinion s'appuient d'expériences de M. Réveil, qui, ayant analysé le sang de plusieurs chlorotiques, y aurait trouvé la même quantité de fer que dans le sang des femmes bien portantes.

De son côté, M. Cl. Bernard, après avoir injecté dans l'estomac de la limaille, du lactate de fer, etc., n'a pu reconnaître que ce métal fut absorbé dans les voies digestives, et n'en a pas observé dans la veine porte plus que de coutume. Cependant, comme le fer existe dans les aliments, il faut peut-être, ajoute cet éminent physiologiste, qu'il se forme une certaine combinaison pour que son absorption s'effectue. Mais si M. Bernard n'a pas constaté l'absorption du fer, cette constatation a été faite par d'autres physiologistes. Tiedemann et Gmelin ont rencontré du fer dans la vessie, dans le sang des veines mésaraïques et de la veine porte, sur un cheval auquel, six heures auparavant, ils avaient fait avaler une dissolution de 180 grammes de proto-sulfate de fer.

Quoi qu'il en soit, que l'accroissement des globules sanguins s'opère aux dépens du fer administré, ou que ce fer, en tant que tonique, mette l'organisme dans des conditions telles, qu'il puisse prendre dans les aliments ce qu'il faut pour la reconstitution des globules, il n'en reste pas moins vrai que le fer joue un rôle des plus notables dans les maladies où le sang est appauvri et a besoin de reprendre ses qualités normales, maladies que quelques nosographes ont même voulu décorer d'un nom nouveau en les appelant *aglobulies*.

DES PILULES DE VALLET

Il est généralement reconnu aujourd'hui que les pilules de Vallet offrent des avantages sur toutes les autres préparations à base de fer pour la reconstitution du sang. Un rapport fait à l'Académie royale de médecine, et approuvé par cette compagnie savante, dans sa séance du 8 mai 1838, a mis hors de doute et a consacré la supériorité de ce médicament. La Commission était composée de MM. Planche, pharmacien, Martin-Solon, médecin de l'hôpital Beaujon, et Soubeiran, professeur des Facultés de pharmacie et de médecine, et directeur de la pharmacie centrale des hôpitaux, qui a été le rapporteur.

La base des pilules de M. Vallet est le carbonate ferreux. Cet habile pharmacien est parvenu à faire, avec ce sel éminemment altérable, une préparation stable et ayant toujours la même composition. Le sucre et le miel ont été les moyens dont il s'est servi pour s'opposer à l'oxygénation du carbonate ferreux.

Il en résulte un composé qui se dissout très-aisément dans les voies digestives, ce qui fait qu'on n'a pas à craindre qu'il traverse le canal alimentaire sans produire l'effet qu'on en attend. Ces pilules, du reste, précisément en raison du miel qui en forme l'excipient, ne sont pas susceptibles de se durcir ni de se dessécher. Elles permettent d'administrer le carbonate ferreux à des doses constantes, sans laisser à craindre que le médicament change de nature dans le cours de son emploi. Enfin, la forme pilulaire prévient le dégoût que fait naître la saveur acerbe des sels de fer.

C'est donc avec raison que cette formule a reçu les éloges de la Commission et de l'Académie, laquelle, comme on le sait, met toujours la plus grande réserve quand il s'agit d'accorder son approbation aux formules qui lui sont présentées.

Lorsque la Commission de l'Académie a publié son rapport, des essais avaient déjà été faits sur la préparation ferrugineuse de M. Vallet. Sept jeunes filles, âgées de 14 à 25 ans, présentaient les symptômes les plus prononcés de la chlorose; la plus jeune n'était pas encore réglée, les autres l'étaient irrégulièrement et d'une manière insuffisante. La dose de ces pilules fut portée, chez toutes, d'une à dix pilules par jour; elles furent toujours supportées facilement, et leur usage fut promptement suivi d'amélioration. Le cœur perdit ses mouvements tumultueux; le bruit des artères cessa, ainsi que les battements de la tête et la disposition à la syncope. En même temps, le système capillaire s'injectait et les joues reprenaient leur teinte vermeille. Cent à trois cents pilules furent administrées en douze jours ou un mois, et suffirent pour produire ces bons résultats, sans occasionner aucune fatigue de l'estomac.

La même Commission de l'Académie avait constaté également qu'on agissait avec les pilules de Vallet plus facilement et plus promptement qu'avec les autres préparations ferrugineuses. Le traitement le plus long, en effet, n'avait exigé que trois cents pilules, c'est-à-dire environ 12 grammes de carbonate ferreux, ce qui fournit une preuve manifeste du bon état du fer dans cette formule, puisque l'on est forcé d'administrer à des doses bien plus élevées les autres préparations ferrugineuses.

Maladies dans lesquelles les pilules de Vallet ont produit d'heureux résultats.

Depuis le rapport de l'Académie de médecine, les observations se sont multipliées; de tous les côtés, des faits sont venus confirmer les puissants et sûrs effets de ces pilules. M. Devergie, médecin de l'hôpital Saint-Louis, les a préconisées, en raison de ce qu'elles sont plus actives, et qu'on peut donner le fer aux malades sous un plus petit volume que dans les autres préparations, et aussi parce que leur composition ne subit aucune altération. De son côté, M. Bouchardat, professeur de la Faculté de médecine et pharmacien en chef de l'Hôtel-Dieu, accorde à la formule de M. Vallet une grande supériorité sur toutes les autres.

Il n'est pas d'hôpitaux dans lesquels les pilules de carbonate ferreux n'aient été employées. On jugera de l'importance que les médecins de ces établissements y attachent en apprenant que, dans la seule année 1860, soixante-trois kilogrammes de masse pilulaire de cette préparation ont été consommés. Il n'est pas non plus de praticien qui ne les ait fréquemment administrées dans sa clientèle particulière. Parmi ceux qui ont publié leurs observations, nous citerons MM. Chomel, Andral, Auvity, Yvan, Blache, Olivier, Puche, Malgaigne, Joly, Miquel, Piorry, Fuster, Amédée Latour, etc., etc. Depuis plus de vingt ans, nous les avons nous-même mises en usage avec le plus grand succès, dans les cas les plus variés, et sans leur avoir jamais trouvé d'inconvénients.

Voyons maintenant quelles sont les maladies qui sont le plus heureusement guéries ou favorablement modifiées par les pilules de Vallet.

CHLOROSE. En première ligne, il faut placer la chlorose. Cette prééminence d'action nous engage à donner quelques détails sur cette curieuse maladie.

La chlorose (pâles couleurs) se remarque presque exclusivement chez les femmes et surtout chez les jeunes filles. Bien que plus commune à cette époque de la vie, il n'est pas rare de la rencontrer chez l'adulte, et surtout à l'âge de retour des femmes. Elle peut se développer après des pertes de sang répétées, comme des épistaxis, ainsi que dans des cas où l'alimentation n'a pas été suffisamment réparatrice; mais le plus souvent elle est tout à fait spontanée.

Pourquoi la chlorose est-elle propre aux femmes? On explique ce fait par la différence de composition du sang dans les deux sexes. Les analyses ont démontré que, dans l'état normal, le sang d'une femme contient un peu moins de globules sanguins que celui d'un homme. Le sang d'une femme bien portante, d'après MM. Andral et Gavarret, sur 1,000 grammes, en renfermerait 127 de globules, tandis que, chez celle qui est chlorotique, le chiffre des globules pourrait descendre jusqu'à 38, la quantité de fibrine restant, d'ailleurs, à peu près la même que dans l'état de santé.

Ceci rend raison de la pâleur et de la liquéfaction du sang dans la chlorose, ainsi que de la plupart des symptômes singuliers qui l'accompagnent, car le sang, dépouillé en partie de ses principes excitants, n'est plus dans les conditions convenables pour porter aux organes l'animation qui leur est nécessaire. En même temps, les muscles de la vie de relation se décolorent, se relâchent et s'atrophient : de là la difficulté et la lenteur des mouvements. Les muscles de la vie organique participent à ces troubles; de là, d'autre part, la flaccidité du cœur, la gêne de la circulation, la paresse de l'estomac et des intestins, les flatulences.

La chlorose se présente sous les formes suivantes :

Décoloration générale de la peau et des membranes muqueuses, amaigrissément, bouffissure de la face et des extrémités inférieures; état nerveux, hystérie, mélancolie, versatilité; douleurs névralgiques à type ordinairement régulier.

Augmentation ou diminution du volume du cœur; impulsion ventriculaire, quelquefois plus énergique, d'autres fois plus faible que dans l'état sain; son parfois éclatant du deuxième bruit du cœur; bruits de souffle divers dans les gros vaisseaux artériels et notamment dans les carotides et les sous-clavières, ainsi que dans les veines du cou.

Pouls plus fréquent que dans l'état de santé; chaleur fébrile, sécheresse de la peau, soif. Palpitations de cœur. Anhélation au moindre mouvement.

Dyspepsie, pyrosis, appétits dépravés, gastralgie, peu de vomissements; constipation, diarrhée quand la maladie a duré très-longtemps.

Menstruation douloureuse, irrégulière, peu abondante, décolorée ou même nulle; flueurs blanches, ménorrhagie, infécondité.

Ce cortége effrayant de symptômes disparaît ordinairement avec rapidité sous l'influence des préparations ferrugineuses, et surtout des pilules de Vallet. Le sang récupère graduellement la partie cruorique qu'il avait perdue, et il reprend une rougeur de plus en plus intense [1].

Il est essentiel que le médicament soit pris au commencement du repas, car si on le donnait le matin à jeun, il produirait de la pesanteur à l'estomac, un dégoût très-grand et la perte de l'appétit. Ce qui doit encore engager à le donner au commencement du repas, c'est que, seulement alors, les sucs gastriques contiennent une suffisante quantité d'acides, tandis que, avant le repas, ils sont peu acides ou neutres, et quelquefois même alcalins.

Le traitement doit être continué jusqu'à ce que les symptômes de la chlorose aient entièrement disparu. On cesse alors pour reprendre un mois après pendant quinze jours ou trois semaines; puis on laisse deux mois d'intervalle, et l'on recommence ensuite les pilules pendant quinze jours. Il est convenable d'en agir ainsi durant cinq à six mois. Les récidives seraient à craindre si l'on suspendait brusquement l'usage du fer.

[1] C'est un devoir pour nous de déclarer que, en ce qui concerne la chlorose, nous avons abondamment puisé dans l'excellent *Traité de Thérapeutique* par MM. Trousseau et Pidoux.

L'époque menstruelle n'est pas un obstacle pour administrer le traitement ferrugineux.

Quelques chlorotiques, après avoir bien supporté le fer pendant un certain temps, avec un amendement rapide des symptômes de la chlorose, sont incommodées tout à coup par ce médicament, dont elles semblent être saturées. Le médecin doit s'arrêter pour revenir plus tard au traitement.

Il arrive quelquefois que la chlorose ne se manifeste que par quelques-uns de ses éléments. La décoloration du sang, et par suite celle de la peau et des membranes muqueuses, peut exister d'abord seule, sans autre accident que l'anhélation et les désordres circulatoires; mais assez souvent, avant que la décoloration soit arrivée à son summum, les symptômes ordinaires de la chlorose apparaissent ensemble ou isolément. Tout incomplète que soit cette manifestation, il faut la saisir, sous peine de n'attaquer jamais le fond de la maladie, laquelle pourrait prendre une plus grande intensité. Cette chlorose, pour être moins complète, n'en est pas moins réelle.

L'injection des vaisseaux capillaires de la face peut, dans quelques cas, masquer, à première vue, l'affection chlorotique. Aussi, pour compléter son diagnostic, le médecin doit-il constater l'aspect de la membrane muqueuse de la voûte et du voile du palais, car ces membranes sont toujours alors décolorées et blafardes; il en est de même de la face interne des paupières.

Une susceptibilité particulière de l'estomac ou des intestins peut mettre obstacle à l'emploi des ferrugineux. On doit s'efforcer de calmer cet état des voies digestives et ne pas perdre de vue le but auquel il faut arriver plus tard. S'il y a disposition à la diarrhée, on administrera, avant de donner le fer, le sous-nitrate de bismuth, le colombo ou le diascordium. Quand, au contraire, il existe une constipation que rien ne peut vaincre, on peut faire prendre concurremment une pilule composée de 5 à 10 centigrammes d'aloès et de 1 à 2 centigrammes d'extrait de belladone. S'il y avait complication de ménorrhagie, l'aloès devrait être remplacé par la rhubarbe ou la magnésie.

Il n'est pas inutile de faire remarquer que les mouvements tumultueux du cœur, le bruit des artères, etc., qui effrayent les malades atteints de chlorose et qui se dissipent promptement sous l'influence des martiaux et surtout des pilules de Vallet, s'accroissent souvent, au contraire, par l'emploi de la digitale, dont l'action est si puissante lorsque ces symptômes dépendent de toute autre maladie.

Dans quelques cas, l'intolérance pour le fer cache une diathèse fâcheuse contre laquelle il est bon de se tenir en garde. On ne devra en administrer qu'avec la plus grande réserve aux personnes chez lesquelles on aura remarqué une susceptibilité de la poitrine, surtout si elle est héréditaire. Il vaut mieux alors se borner à soutenir les forces par des toniques

La chlorose est quelquefois une affection fort sérieuse. Certaines femmes s'en ressentent toute leur vie; tantôt elles restent sous l'imminence d'une récidive, tantôt elles éprouvent la plupart des troubles propres à cette maladie. Chez elles, on doit revenir fréquemment à l'emploi des martiaux.

Nous compléterons cet article en rapportant deux observations de chlorose, l'une d'après M. le docteur Amédée Latour, le savant et habile rédacteur en chef de l'*Union médicale*, l'autre tirée de notre pratique particulière.

1re *Observation.* — « Mademoiselle Olinda L...., âgée de quinze ans et neuf mois, non encore réglée, est mal portante depuis un an environ. Voici les symptômes que la malade nous accuse, et que nous observons nous-même le 2 novembre 1840 : Couleur de la peau pâle, comme verdâtre; décoloration des membranes muqueuses des lèvres, des gencives, de la langue et de la conjonctive; blancheur mate de la sclérotique, où se dessinent à peine de petits vaisseaux sanguins très-pâles; paupières inférieures bordées d'un demi-cercle bleuâtre très-prononcé, palpitations de cœur se faisant surtout sentir dans la marche ascendante ou précipitée, bruit de diable aux artères du cou, céphalalgie ayant principalement son siége aux régions temporales; oppression fréquemment renouvelée, toux sèche, douleur entre les deux épaules. Toutefois la percussion et l'auscultation n'indiquent aucun travail de tuberculisation. Douleur épigastrique continuelle, mais qui devient plus intense après l'ingestion des aliments; inappétence, constipation, tristesse profonde, affaiblissement musculaire prononcé, éloignement pour tout exercice. La malade avait été, depuis un an, traitée sans succès par l'eau ferrée. Nous prescrivons les pilules ferrugineuses de Vallet, en conseillant de commencer par en prendre deux par jour, et d'élever progressivement la dose journalière jusqu'à six. La moitié de cette dose dût être prise le matin à déjeuner, et l'autre moitié à dîner, dans la première cuillerée d'aliments.

« Le 10 novembre, au bout de huit jours, nous trouvons les améliorations suivantes : La malade éprouve moins de palpitations lorsqu'elle monte les escaliers; le bruit de diable est bien moins fort aux artères du cou; la couleur de la peau et des membranes muqueuses s'est animée; la céphalalgie est moindre, surtout depuis trois jours; la gastralgie a aussi diminué d'intensité, l'ingestion des aliments est moins douloureuse; la gaieté est revenue, et la malade peut déjà faire de grandes courses sans trop se fatiguer. La dose de pilules est élevée à huit par jour.

« Le 17 novembre, tous les symptômes de la maladie, après s'être encore amendés, ont disparu presque entièrement; il ne reste plus qu'une légère oppression et un peu d'inappétence. Continuation des pilules à la dose prescrite en dernier lieu.

« Le 20 novembre, la respiration n'est plus du tout gênée, l'appétit est très-bon. Néanmoins les pilules sont continuées, mais à doses décroissantes, jusqu'au 8 décembre suivant, pour empêcher la récidive, qui, en effet, n'a pas eu lieu. »

2me *Observation.* — Une jeune personne de treize à quatorze ans commença à se former; mais bientôt le flux menstruel, qui n'avait que légèrement paru, cessa de se montrer. Elle fut prise alors de tous les symptômes de la chlorose. Sa peau et ses membranes muqueuses se décolorèrent. L'appétit se perdit complétement; on se demandait comment la vie pouvait se maintenir, car cette jeune personne ne faisait aucun repas régulier et se bornait à ingérer, çà et là, les choses les plus bizarres. Aussi l'amaigrissement devint-il considérable. Sa figure avait revêtu un aspect misérable et mélancolique. Les désirs les plus déraisonnables lui venaient à l'esprit. Elle se plaignait de douleurs diverses, mais fugitives. On remarquait des palpitations de cœur et du bruit dans les artères carotides. Le pouls était fréquent, les extrémités étaient froides. Pendant cet état la constipation fut constante.

« On avait proposé l'usage du sous-carbonate, puis celui de la limaille de fer. Tous les moyens étaient refusés par la malade. Les soins dont elle était entourée l'impatientaient, et l'on n'osait pas la contraindre. Par un heureux hasard, elle aperçut sur la cheminée de sa femme de chambre un flacon de pilules de Vallet; elle lut le prospectus et l'idée lui vint d'elle-même de se guérir par ce remède. On la laissa faire et peu à peu les symptômes disparurent. L'appétit revint, la nutrition s'opéra à vue d'œil, la peau et les membranes muqueuses se recolorèrent, les palpitations du cœur et les bruits artériels se dissipèrent, l'enjouement propre à son âge accompagna l'amélioration générale, et les caractères de l'état de santé furent bientôt au complet. Ce ne fut que six mois après que les règles s'établirent. — Cette intéressante personne a continué de se bien porter; elle est déjà depuis longtemps mère de famille.»

ANÉMIE. L'anémie est un état accidentel qui dépend le plus souvent d'abondantes pertes de sang; elle peut aussi être la suite d'excès vénériens, de dyspepsies prolongées, de l'usage immodéré du mercure, etc. Un bon régime, le changement d'air, les ferrugineux, font disparaître assez promptement cet état. — On a admis une *chloro-anémie :* l'anémie peut, en effet, faire éclater la chlorose; c'est dans ce cas surtout que les pilules de Vallet manifestent leur efficacité.

Observation. — Je rapporterai encore ici un exemple des plus curieux de chloro-anémie. Une demoiselle de vingt ans était sujette à des palpitations de cœur à la moindre émotion; elle éprouvait de l'oppression lorsqu'elle montait des escaliers. Son manque de fortune l'obligeait à donner des leçons de piano. Elle fit la connaissance d'un médecin qui, imbu des doctrines de Broussais, ne comprenait d'autre moyen de la soulager que de lui pratiquer des saignées. L'habitude en devint si grande qu'elle ne pouvait s'en passer et qu'elle les réclamait elle-même. Bientôt ses couleurs se perdirent, sa peau et ses muqueuses se décolorèrent; les battements du cœur devinrent tumultueux et s'accompagnèrent de bruits artériels. L'embonpoint se maintenait, malgré que l'appétit fût irrégulier et capricieux. Il y avait quelquefois une certaine disposition à l'œdème des extrémités et de la figure. L'aspect de cette personne frappait tout le monde, et l'on avait coutume de dire qu'elle ressemblait à une belle statue. La menstruation était pâle et peu abondante.

« Heureusement pour elle, des conseils, autres que ceux dont elle éprouvait les tristes conséquences, lui furent donnés. Ce fut Lerminier, le constant antagoniste de la médecine dite bien à tort physiologique, qui lui persuada que l'usage du fer était son ancre de salut. Il fallut beaucoup d'insistance pour faire entrer cette conviction dans son esprit, et même, au milieu du traitement ferrugineux, elle se fit encore saigner deux fois, tant le besoin lui en semblait impérieux. Cependant elle finit par y renoncer. En quelques années, l'usage des martiaux, continué avec persévérance, finit par rétablir le sang dans sa composition normale, et faire réapparaître tous les signes de la santé. Les règles reprirent leur abondance et leur coloration normales. Parmi les martiaux, les pilules de Vallet, récemment alors introduites dans la pratique médicale, furent celui qu'on employa le plus.

GASTRALGIES. Nous avons dit que les gastralgies étaient communes chez les chlorotiques. Au début, elles ne sont pas continues; ce n'est qu'à des intervalles de deux, trois ou quatre jours qu'elles se renouvellent; plus tard, les accès sont plus rapprochés et se reproduisent tous les jours et même plusieurs fois le jour. L'ingestion des aliments est l'occasion la plus fréquente de leur retour.

La sensation éprouvée est tantôt celle d'un poids dans la région épigastrique, tantôt de tiraillements qui simulent une faim violente, tantôt de crampes, de chaleurs. Cette douleur n'est pas toujours bornée à l'épigastre; elle s'étend quelquefois au dos. La névralgie intercostale peut venir la compliquer. On remarque, en même temps, un sentiment d'oppression qui se décèle par de profondes inspirations, par des bâillements et par le besoin de desserrer les vêtements qui appuient sur l'épigastre. — Cependant, malgré ces souffrances si souvent renouvelées, la digestion paraît intacte, les aliments ne sont point rejetés, les évacuations ont leurs qualités ordinaires et la nutrition se fait même d'une manière assez convenable. L'appétit, toutefois. éprouve quelques modifications; parfois il est vif, mais à peine est-il satisfait que les malades éprouvent une satiété invincible; quelques-uns mangent beaucoup et même avec avidité, et à peine le repas est-il fini que la faim se fait sentir de nouveau. La soif est ordinairement augmentée. En somme, s'il y a une sorte d'intégrité dans les fonctions, on ne peut méconnaître un trouble dans les sensations.

Le fer, sous toutes les formes, est utile dans la gastralgie chronique. On y joint parfois avec avantage un extrait amer ou une préparation aromatique. Lors même que les premières doses augmenteraient la douleur, cela ne devrait pas décourager; on y remédierait en y associant quelques centigrammes de poudre de belladone ou d'extrait thébaïque, du sous-nitrate de bismuth. La magnésie conviendrait dans les cas d'aigreurs. Si ces moyens ne suffisaient pas, on appliquerait à l'épigastre des emplâtres de thériaque, on y fera des frictions avec la pommade de datura et de belladone; on pourrait encore avoir recours aux vésicatoires ammoniacaux saupoudrés de morphine, aux moxas et aux cautères.

Comme dans la chlorose essentielle, il faut de temps en temps suspendre l'usage du fer. — Les recueils de médecine abondent en observations de gastralgies guéries par les pilules de Vallet.

NÉVRALGIES DIVERSES. Les névralgies sont un symptôme presque constant de la chlorose, à ce point que sur vingt femmes chlorotiques, dix-neuf peut-être ont des névralgies. Ces malades se plaignent de douleurs de tête, d'estomac, dans les côtés, dans les jambes, etc. La douleur de tête occupe les sourcils, les tempes, la région malaire, les dents, en un mot le trajet des nerfs de la cinquième paire et de ses rameaux; presque jamais elle n'assiége les deux côtés à la fois, mais elle peut passer de droite à gauche. Parfois, elle se déplace tout à coup et vient se fixer dans la région de l'estomac, qu'elle abandonne aussi pour occuper le trajet de quelques nerfs intercostaux, celui du nerf sciatique ou de quelques-uns de ses rameaux, ou bien encore des branches diverses du plexus lombo-abdominal; puis la céphalalgie réparaît au moment où cessent les autres souffrances. Quelquefois cependant la névralgie s'attache à une seule de ces parties. Il est rare qu'elle se fixe opiniâtrément dans d'autres points de l'économie; on l'a vu néanmoins dans les nerfs du cœur, dans le plexus cervical superficiel, dans une des branches du plexus brachial, etc. — Ces formes de névralgies s'observent peu chez les hommes; elles sont essentiellement le triste apanage des femmes faibles et qui ont des symptômes de chlorose.

Toutes ces névralgies sont utilement traitées par les martiaux; elles guérissent d'autant plus facilement qu'elles sont sous la dépendance de la chlorose. Le médicament doit être continué pendant huit, quinze, trente jours et même quelquefois plus de temps encore pour obtenir une guérison véritable. Comme dans les gastralgies, concurremment avec le fer et même avant de l'employer, il peut être nécessaire d'avoir recours, à l'intérieur et à l'extérieur, aux calmants divers dont il a été question.

Parmi les observations dont fourmillent les journaux de médecine, nous nous bornerons à mentionner les suivantes : Le docteur Francis Deway, médecin de l'Hôtel-Dieu de Lyon, traita une dame de quarante-deux ans, présentant des symptômes de chlorose et affectée, depuis trois ans, d'une névralgie sus et sous-orbitaire, surtout à l'époque des règles. Les pilules de Vallet, à dose progressive, firent justice de ces deux affections. Sandras, médecin de l'Hôtel-Dieu de Paris, guérit par ces mêmes pilules une céphalalgie ancienne paraissant être sous la dépendance de la chlorose. Nous-même, dans notre pratique particulière, avons souvent administré avec succès les pilules de Vallet dans des cas divers de névralgie. Parmi ceux-ci nous citerons le fait suivant : Une jeune femme qui, à sa première couche, avait eu une perte de sang assez forte, éprouva une douleur névralgique à la tempe droite. Comme elle paraissait s'augmenter régulièrement vers le soir, on employa le sulfate de quinine. Ce médicament eut d'abord quelques succès ; mais mais bientôt la douleur reparut plus intense et d'une manière irrégulière. On eut recours aux pilules de Vallet. Elles combattirent la chloro-anémie qui était la cause de ces douleurs, et la névralgie ne tarda pas à se dissiper.

AUTRES AFFECTIONS NERVEUSES. Le même docteur Sandras raconte avoir obtenu la guérison d'une *hystérie* chlorotique, compliquée de vomissements nerveux et de paralysie à marche progressive, par l'usage des pilules de Vallet. — Une chlorose ancienne ayant déterminé des attaques d'*épilepsie* et une paralysie incomplète, il vint encore à bout de guérir tous ces symptômes au moyen des mêmes pilules. — L'*asthme nerveux* a été guéri par M. Bataille, de Versailles, à l'aide des préparations martiales, longtemps continuées à haute dose ; ce médecin a employé cette médication sur trois femmes : la première était chlorotique, les autres ne semblaient pas l'être. — M. Bretonneau a vu une *amaurose* guérir par l'usage du fer chez un homme devenu cachectique à la suite de fièvres intermittentes prolongées. — Dans la *coque-*

luche, les préparations ferrugineuses ont été préconisées par quelques médecins.

MÉNORRHAGIE. Des femmes profondément anémiques, avec des symptômes de chlorose, ont quelquefois, chaque mois, d'abondantes pertes de sang. La faiblesse en est la cause. Cette forme chlorotique, rare chez les jeunes femmes, ne l'est pas chez les femmes adultes. L'indication est de traiter la chlorose : le fer est alors hémostatique. Donné à haute dose entre les époques menstruelles, il rend au sang la plasticité qu'il avait perdue. L'hémorrhagie ne se reproduit plus et les règles sont plus colorées. On peut joindre au fer le ratanhia, la poudre d'ergot de seigle ou quelques acides.

HÉMORRHAGIES NASALES. Elles sont communes dans la chlorose. M. le professeur Trousseau fait mention d'une jeune chlorotique qui avait tous les jours des épistaxis extrêmement abondantes. Vainement on avait employé les acides, les astringents et le quinquina. Le fer à haute dose guérit la chlorose et modéra les pertes de sang. — Ce n'est pas seulement chez les jeunes chlorotiques que le fer réussit dans les hémorrhagies : on s'en trouve bien aussi, non-seulement chez les femmes adultes, comme nous l'avons dit plus haut, mais encore à l'âge critique, chez celles qui sont épuisées par d'abondantes pertes de sang. — Le fer peut encore être utile dans certaines phases du *mélœna* et des *hémorrhoïdes*. — On a cité récemment un *purpura hemorrhagica* traité heureusement par les pilules de Vallet.

DYSMÉNORRHÉE. Si les règles sont douloureuses, si le sang est un peu décoloré, l'administration des martiaux, pendant l'intervalle des époques menstruelles, suffit souvent pour faire cesser les accidents. On peut y joindre, pour calmer la douleur, quelques injections vaginales avec une décoction de stramonium ou de belladone.

STÉRILITÉ. Les préparations de fer rendent les femmes fécondes : cela s'explique en considérant que, dans la chlorose, elles sont en général frappées de stérilité; il en est de même pour celles qui sont douloureusement ou trop abondamment réglées, car le fer remédie à ces accidents.

SCROFULES. Parmi les nombreux médicaments qui ont été mis en usage contre les affections scrofuleuses, les martiaux occupaient le premier rang avant la découverte de l'iode. Leur action, néanmoins, dans un grand nombre de circonstances, peut être très-utile. L'efficacité des préparations ferrées est quelquefois même plus notable que celle de l'iode.

FIÈVRES INTERMITTENTES. Les miasmes producteurs de la fièvre d'accès, avant de manifester leur action par des paroxysmes nettement déterminés, modifient souvent le sang. La fièvre intermittente se développe avec d'autant plus de facilité que le malade a été saigné ou que le sang s'est plus appauvri. Quand la fièvre a duré quelque temps, elle jette les malades dans un état d'anémie très-prononcé, de sorte que celle-ci est à la fois cause prédisposante et effet. Les préparations ferrugineuses sont alors un adjuvant utile du quinquina pour prévenir l'invasion des fièvres d'accès, les guérir et empêcher leur retour ; elles sont utiles également contre la leucophlegmatie et les engorgements de la rate, qui succèdent aux fièvres prolongées. Il est convenable d'administrer les martiaux et le quinquina pendant plusieurs mois de suite. Le docteur Rigodin, mon beau-frère, qui a exercé, pendant plus de trente années, la médecine dans le pays de Brenne du département de l'Indre, employait fréquemment et avec le plus grand succès les pilules de Vallet dans de pareilles circonstances.

Sous leur influence, il voyait disparaître l'anasarque, l'anémie et la disposition à la fièvre.

CACHEXIES. Si l'existence d'une maladie chronique quelconque a fait prédominer dans le sang la partie séreuse, si le sang est affaibli par un mauvais régime, on obtiendra, à l'aide des ferrugineux, non pas une guérison, mais une modification avantageuse dans l'état général.

ALBUMINURIE. Dans cette maladie, par suite de l'affection des reins, de celle du foie et de la rate, on voit survenir une anasarque universelle. Les préparations ferrugineuses modifient heureusement les symptômes, si elles ne parviennent pas à les dissiper.

DIABÈTE. Dans les diverses périodes de cette maladie, et surtout dans celles où l'affaiblissement domine, un praticien exercé peut tirer un grand parti des martiaux. Nous avons administré assez souvent avec avantage, dans des cas semblables, les pilules de Vallet.

LEUCORRHÉE. Le catarrhe utéro-vaginal simple, qui est lié à la chlorose, guérit ordinairement par l'emploi des préparations de fer. — La *blennorrhagie* a été traitée utilement par les mêmes moyens, après la cessation des accidents inflammatoires. — Dans la chlorose syphilitique, le célèbre docteur Ricord combine les ferrugineux avec les mercuriaux; il donne la préférence aux pilules de Vallet, et en fait prendre de 6 à 18 par jour, en trois doses.

Enfin, dans les *longues convalescences*, les divers martiaux, en ramenant le sang à sa constitution normale, contribuent à en diminuer la durée.

Mode général de l'emploi des pilules de Vallet et doses auxquelles il convient de les administrer.

Ces pilules doivent être administrées à des doses graduellement croissantes et au commencement des deux principaux repas.

Le premier jour, on en prendra une le matin et une le soir.

Le deuxième jour, une le matin et deux le soir.

Le troisième jour, deux le matin et deux le soir, et ainsi de suite, en augmentant de une chaque jour, jusqu'à ce qu'on soit arrivé à huit ou dix par jour.

Lorsqu'on sera parvenu à ce nombre, on les continuera jusqu'à la disparition de tous les accidents.

Un régime fortifiant est nécessaire pendant que les malades font usage des pilules de Vallet.

L'âge, la constitution, la susceptibilité des malades, la nature des affections devront, bien entendu, faire modifier les doses et la durée des traitements. On ne peut évidemment présenter à cet égard que des données générales. — Il est assurément possible de dépasser sans inconvénient la dose de dix pilules par jour; mais elle suffit généralement pour produire les modifications utiles du sang et de l'économie, soit dans la chlorose, soit dans les diverses affections que nous avons passées en revue.

CONCLUSION

Quel que soit le mode d'action du fer sur l'économie, soit qu'il aille s'assimiler directement aux globules du sang, soit qu'il se borne à relever l'action tonique de l'économie, qui alors devient en état de réparer les pertes subies par ces globules, il n'en est pas moins vrai que, par l'emploi des préparations ferrugineuses, les fonctions hématosiques se rétablissent, le sang reprend sa composition normale ou s'améliore dans sa constitution.

Quoique la chlorose soit de toutes les maladies celle qui exige le plus impérieusement l'emploi du fer, celle aussi dans laquelle on en constate les plus merveilleux résultats, une foule d'autres affections, ainsi qu'on l'a vu, sont très-heureusement modifiées par l'administration méthodique de cette médication. Le flux menstruel en est généralement régularisé.

Il résulte, enfin, des observations des plus célèbres praticiens qu'avec les pilules de Vallet on obtient plus facilement et plus promptement des résultats avantageux qu'avec les autres préparations ferrugineuses.

OUVRAGES

PUBLIÉS PAR M. FAUCONNEAU-DUFRESNE

La Bile et ses maladies. Ce travail, présenté en 1846 à l'Académie impériale de médecine, a obtenu son prix de 1,500 francs, et a été inséré dans le tome XIII° de ses Mémoires.

Mémoire sur la cirrhose du foie, qui a obtenu, en 1847, un encouragement de 400 francs à la même Académie.

Traité de l'affection calculeuse du foie et du pancréas. Cette monographie, publiée en 1851, a été comprise, l'année suivante, pour une somme de 1,000 francs dans les récompenses décernées par l'Institut de France. 1851.

Précis des maladies du foie et du pancréas. 1856. — Chez Napoléon Chaix et comp., éditeurs, rue Bergère, 20.

Mémoires sur l'inflammation du système veineux abdominal ; — sur les hémorrhagies du foie ; — sur la curabilité des abcès hépatiques ; — sur l'ouverture par les bronches des abcès et des kystes acéphalocystes suppurés du foie ; — sur l'hépatocèle ; — sur les calculs biliaires et les accidents qui en résultent ; — sur le diagnostic et le traitement de ces calculs ; — sur le traitement chirurgical de la tumeur biliaire, etc.

Nouvelles Observations sur la colique hépatique (1860).

Essai de Pancréatologie (1847).

Considérations sur le siége, la nature et le traitement du diabète (1857).

Des moyens de reconnaître et de doser le sucre des urines chez les diabétiques (1859).

De l'influence du système nerveux dans la production du diabète; applications pratiques qui en découlent (1860).

Guide du diabétique. 1861. — Chez Napoléon Chaix et comp., éditeurs, rue Bergère, 20.

Lettres sur les eaux de Vichy (1851).

Notice médicale sur les eaux d'Ems (Bad-Ems), 1844.

PARIS. — IMP. SIMON RAÇON ET COMP., RUE D'ERFURTH, 1.

BIBLIOTHÈQUE NATIONALE